BEI GRIN MACHT SICH IHR WISSEN BEZAHLT

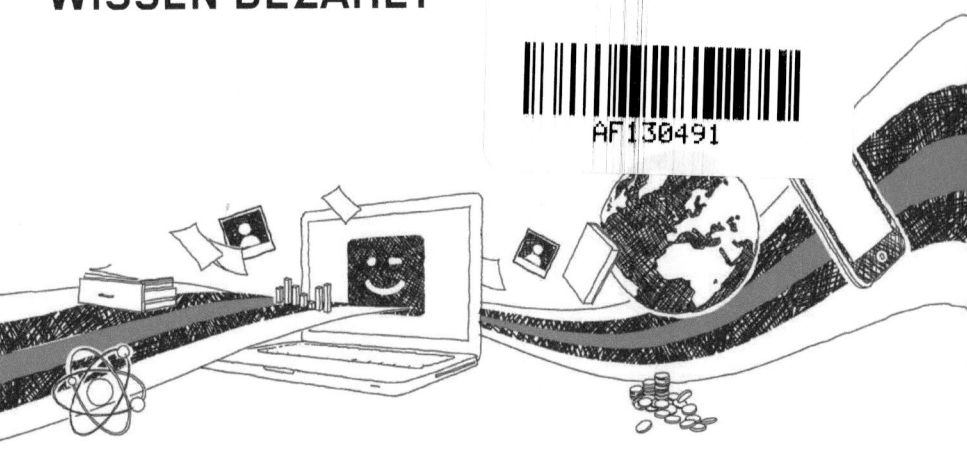

AF130491

- Wir veröffentlichen Ihre Hausarbeit, Bachelor- und Masterarbeit

- Ihr eigenes eBook und Buch - weltweit in allen wichtigen Shops

- Verdienen Sie an jedem Verkauf

Jetzt bei www.GRIN.com hochladen und kostenlos publizieren

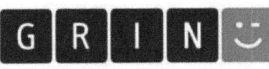

Grundlagen des betrieblichen Gesundheitsmanagements. Unternehmenspolitik, Gesetze und Standards

Jacqueline Sander

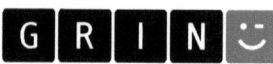

Bibliografische Information der Deutschen Nationalbibliothek:

Die Deutsche Nationalbibliothek verzeichnet diese Publikation in der Deutschen Nationalbibliografie; detaillierte bibliografische Daten sind im Internet über http://dnb.d-nb.de abrufbar.

ISBN: 9783346887931
Dieses Buch ist auch als E-Book erhältlich.

© GRIN Publishing GmbH
Trappentreustraße 1
80339 München

Druck und Bindung: Books on Demand GmbH, Norderstedt Germany
Gedruckt auf säurefreiem Papier aus verantwortungsvollen Quellen

Das Buch bei GRIN: https://www.grin.com/document/1363814

EINSENDEAUFGABE

Grundlagen des betrieblichen Gesundheitsmanagements:

Unternehmenspolitik, Gesetze und Standards

Alternative A

abgegeben am: 06.05.2023
SRH Fernhochschule

Modul: Grundlagen des BGM (BGBGMS)
Studiengang: Prävention und Gesundheitspsychologie

Von

Jacqueline Sander

Studiengang: Prävention und Gesundheitspsychologie

Inhaltsverzeichnis

In der folgenden Arbeit wird aus Gründen der besseren Lesbarkeit ausschließlich das generische Maskulinum verwendet.

Aufgabe 1

1 Betriebliche Gesundheitspolitik

Zu Betrieblicher Gesundheitspolitik lassen sich verschiedene Definitionen und Ansatzpunkte finden. Unter Leitbegriffen der Bundeszentrale für gesundheitliche Aufklärung (BZgA) beispielsweise: "Als Betriebliche Gesundheitsförderung (BGF) wird die Gesamtheit der systemischen Interventionen in privaten und öffentlichen Betrieben verstanden, durch die gesundheitsrelevante Belastungen gesenkt und Ressourcen vermehrt werden sollen." (Hartung et. al. 2021, leitbegriffe.bzga.de)

In die Tiefe gehend bedeutet dies, dass Betriebliches Gesundheitsmanagement: " (...) nicht ausschließlich technische und psychomentale Belastungen zu analysieren und zu senken" hat, sondern: "Es soll den Blick auch auf gesundheitsfördernde Potentiale lenken, (...)". (Hans Böckler Stiftung 2003, S. V)

1.1 Aufgabenfelder des BGF

Im Allgemeinen werden die Aufgabenfelder im Betrieblichen Gesundheitspolitik unterteilt in:

> Betriebliches Gesundheitsmanagement (BGM), welches unter Anwendung von Managementstrategien Gesundheit und Leistungsfähigkeit zu "steigern" versucht.

> Betriebliche Gesundheitsförderung (BGF) zielt auf eine gesundheitsfördernde Organisationsentwicklung ab.

> Der Arbeitsschutz nach § 2 ArbSchG beschäftigt sich mit Maßnahmen zur Verhütung von Unfällen oder arbeitsbedingten Gesundheitsgefahren. (BZgA-Leitbegriffe: Betriebliche Gesundheitsförderung)

Zusätzlich dazu wird auch die betriebliche Wiedereingliederung im Zuge der betrieblichen Gesundheitspolitik genannt.

Dabei werden grundsätzlich mit verschiedenen Strategien mehrere Ziele verfolgt. Generell sollen gesundheitsgerechte und persönlichkeitsförderliche Arbeitsbedingungen geschaffen werden, um die Gesundheitssituation und Arbeitszufriedenheit der Beschäftigten zu verbessern. Unter Berücksichtigung der verschiedenen Belegschaftsgruppen (z. B. Büro, Hausmeisterservice, Außendienst, Fließbandarbeiter, etc.) soll das Gesundheitspotential und die Ressourcen der Mitarbeiter gestärkt und erweitert werden. Zusätzlich dazu liegt ein Hauptaugenmerk auf der Vermeidung von Unfällen sowie der Beseitigung von Gesundheitsbeeinträchtigungen und Gefahren. Wirtschaftlich versucht das Unternehmen mit den Maßnahmen Fehlzeiten der Beschäftigten zu verringern oder gar zu vermeiden. (Wienemann 2012, S. 179)

1.2 Aufgabenfelder der BGP nach Badura

Badura et al (2010) definieren die betriebliche Gesundheitspolitik als:" (…) Prioritäten zum Schutz und zur Förderung von Gesundheit und Sicherheit der Mitarbeiter." (S. 1) Dabei wird das Verständnis von Gesundheit näher betrachtet und definiert und die angenommenen Wirkungsketten festgelegt. Hauptziele sind den Autoren zufolge:

> ➢ Das Wohlbefinden und die Gesundheit der Mitarbeiter zu fördern (um damit),

> ➢ die Betriebsergebnisse zu verbessern und

> ➢ die Kosten der sozialen Sicherung zu dämpfen. (Badura et al 2010, S.1)

Die Weiterentwicklung der pathogenetischen (Gefährdung, Risiken und Kosten) Gesundheitspolitik wird um einen salutogenetischen (Was hält gesund?) Blickwinkel ergänzt. Es soll die ganze Organisation betrachtet werden. Dazu gehören u.a. die Führung, die Unternehmenskultur und die sozialen Beziehungen. Angestrebt wird mitarbeiterorientiertes Handeln. Ein Hauptaugenmerk wird auf die psychische Gesundheit der Beschäftigten gelegt, da diese Auswirkungen auf die persönliche Lebensqualität und damit auf das Leistungsvermögen der Mitarbeiter hat. Badura et al betonen im Vorwort besonders: die Angestellten als Wertschöpfer zu sehen und nicht als Kostenfaktoren. (ebd., S.2). Nur so kann eine effiziente betriebliche Gesundheitsförderung umgesetzt werden.

1.3. Die vier Wirksamkeitsstufen

Die Autoren bauen die Aufgabenfelder der Betrieblichen Gesundheitspolitik bottom up in Form einer Pyramide auf. Diese Pyramide hat vier Wirksamkeitsstufen. Die Wirksamkeit nimmt bei diesem Modell von unten nach oben ab. Der *Sockel* der Pyramide beinhaltet *Sozialkapital, Wohlbefinden, Unternehmensbindung* und *Beschäftigungsfähigkeit*. Auf der *Stufe darüber* werden *Über- und Unterforderung, medizinische Risikofaktoren, Mobbing, innere Kündigung, Burnout* und *Präsentismus* angesiedelt. Darüber finden sich der *Absentismus* und die *Wiedereingliederung*. Die *Spitze der Pyramide* bilden abschließend *Arbeitsunfälle* und *Berufskrankheiten*. Die Effizienz und Wirksamkeit der Maßnahmen der betrieblichen Gesundheitsförderung sind am Sockel der Pyramide am größten. Hier sollte ein Großteil der Maßnahmen umgesetzt werden. Die geringste Wirksamkeit findet sich an der Spitze.

Trotz der abfallenden Wirksamkeit sollte auf allen Stufen eine Umsetzung der betrieblichen Gesundheitsförderung angestrebt werden.

1.4 Wirksamkeitsstufen und ihre Umsetzung

Nachfolgend soll aus jeder Wirksamkeitsstufe ein Aufgabenfeld erläutert werden. Dabei wird auf Inhalt, Zielgruppen, mögliche Maßnahmen und die zu erwartende Wirkung eingegangen.

1.4.1 Wirkungsstufe 1, der Sockel

Der ersten Wirkungsstufe werden Sozialkapital, Wohlbefinden, Unternehmensbindung und Beschäftigungsfähigkeit zugeordnet. (ebd., S.2) Eingegangen wird hier näher auf das Sozialkapital.

Sozialkapital

"Der Begriff Sozialkapital dient der Identifizierung von Qualitätsmerkmalen des sozialen Systems einer Organisation, die dazu geeignet sind, ihre Leistungsfähigkeit ebenso wie die Gesundheit ihrer Mitglieder vorherzusagen." (ebd., S. 5)

Es ist:" (...) ein intangibler (nicht- greifbarer) Vermögenswert." (Fuchs 2010, S. 95)

Inhalt

Das soziale Kapital eines Unternehmens unterscheidet sich grundlegend vom Grundbegriff des Kapitals im betriebs- oder volkswirtschaftlichen Sinne. Die Volkswirtschaftslehre sieht Kapital als Produktionsfaktor (neben Arbeit und Boden). Die Betriebswirtschaftslehre betrachtet das Kapital meist in Form von Bilanzen. (Wohltmann et al, Kapital • Definition | Gabler Wirtschaftslexikon)

Das Sozialkapital eines Unternehmens findet sich in den "weichen Faktoren". Dazu gehören beispielsweise Werte und Regeln in der Organisation, Umfang und Qualität der internen Vernetzung, gemeinsame Überzeugungen (der Mitarbeiter) und die Führungsqualitäten der leitenden Angestellten und der Firmenleitung. Investitionen von Firmen in ihr Sozialkapital (welches der Gesundheit dient) sind auch immer den Unternehmenszielen dienlich. Durch die betriebliche Gesundheitsförderung im Unternehmen kann Sozialkapital aufgebaut werden. Damit wird die Wettbewerbsfähigkeit des Unternehmens gesteigert und Leistungsschwächen verhindert. (Badura et al 2010, S. 6)

Die Investitionen in das Sozialkapital streben Gesundheit der Arbeitnehmer durch mitarbeiterorientierte Gestaltung von Kultur, Klima und Führung an. Daraus folgen sinkende Prozess- und Koordinierungskosten, bedingt durch hohes gegenseitiges Vertrauen, Zusammenarbeit, schnellen Informationsfluss und Wissensaustausch. Dieses wirkt sich nachfolgend auf das Kapital im betriebs- und volkswirtschaftlichen Sinne über sinkende Fehlzeiten und weniger Fluktuation von Mitarbeitern aus. Durch eine hohe Identifikation der Angestellten mit ihrer Arbeit und der Organisation können Qualifizierungskosten gespart (welche durch ständig neue Mitarbeiter anfallen), Betriebsstörungen (durch fehlende Mitarbeiter) vermieden und Fehlerraten reduziert werden. Zusätzlich ergibt sich eine stabilere Beziehung zu Kunden. (ebd, S.6, Goldgruber 2012, S. 122)

Zielgruppen

Nach den vorangegangenen Ausführungen kann gesagt werden, dass die Zielgruppen der ersten Stufe der Pyramide, das Sozialkapital betreffend, alle Mitarbeiter im Unternehmen sind.

Die *Führungsebene* muss sich mit verschiedenen Maßnahmen auseinandersetzen, die beispielsweise den Führungsstil oder die Weiterleitung von Informationen betreffen.

Das mittlere Management und die Abteilungsleiter sind ebenso "betroffen" wie beispielsweise Sachbearbeiter, Kommissionierer, Fahrer und andere Mitarbeiter.

Verschiedene Maßnahmen sind auf die unterschiedlichen Bereiche im Idealfall punktuell abzustimmen.

Maßnahmen und Wirkungen

Eine der wichtigsten Maßnahmen ist die sozialen Beziehungen der Mitarbeiter zu stärken. Faller (2010) stellt treffend fest: "Dadurch werden nicht nur der Austausch von Kommunikation und die eigentlichen Handlungen produktiver, (...), sondern sie fühlen sich auch wohler." (S. 100)

Eine wichtige Maßnahme ist das Stärken des Beziehungsnetzwerkes der Mitarbeiter. Dies ist eine wertvolle soziale Ressource, welche nicht zu unterschätzen ist. (Borgetto 2010, S. 339) Umsetzen lässt sich dies u.a. mit dem Einrichten von Tee- oder Kaffeeküchen, Gesprächsecken oder Sitzgelegenheiten auf dem Freigelände des Unternehmens. An diesen Punkten können sich die Angestellten Firma treffen und austauschen; sowohl beruflich als auch privat. Dabei werden die sozialen Beziehungen, welche wie weiter oben beschrieben, indirekt die Produktivität erhöhen, gepflegt.

Des Weiteren ist eine gute Ausbildung der Mitarbeiter anzustreben. Das Unternehmen sollte eigene Auszubildende anstellen und diese dazu ermutigen, sich in das Unternehmensgeschehen einzubringen. Dies kann beispielsweise das Umsetzen eines eigenen Projektes sein. Damit kann die Identifikation mit der Firma erhöht und das Vertrauen gestärkt werden. Zusätzlich dazu eigenen sich die Auszubildenden Wissen und spezielle Fähigkeiten im Prozess an. Die Wahrscheinlichkeit, dass ihre Arbeitskraft im Unternehmen verbleibt, ist hoch.

Ständige Aus- und Weiterbildung von allen Mitarbeitern sollte eine hohe Priorität haben. Die Wachstums- und Entwicklungsmöglichkeiten der Mitarbeitenden zu unterstützen ist eine Investition der Firma in ihr Sozialkapital. Maßnahmen diesbezüglich könnten eine Führungstraining für die Abteilungs- und Teamleiter sein oder Qualitätssicherungsseminare für Sacharbeiter.

Zusätzlich können Ideen für firmeninterne Sommerfeste, Weihnachtsfeiern oder teambildende Maßnahmen (gemeinsames Kochen, Aktion im Hochseilgarten, etc.) von den Angestellten selbst entwickelt werden. Jeder Mitarbeiter wird dazu ermutigt eigene Ideen einzubringen und damit das soziale Gefüge und den Zusammenhalt sowie die Identifikation mit dem Unternehmen zu erhöhen.

1.4.2 Wirkungsstufe 2

In der zweiten Wirkungsstufe werden Über- und Unterforderung, medizinische Risikofaktoren, Mobbing, innere Kündigung, Burnout und Präsentismus angesiedelt. (Badura 2010, S.2)

Nachfolgend soll näher auf die Unterforderung eingegangen werden.

Unterforderung

Eine Unterforderung am Arbeitsplatz kann auch als "Boreout" bezeichnet werden. Dabei leiden die Mitarbeiter an Langeweile (engl. boredom) und Unterforderung im Job. Ihr eigentliches Potenzial bleibt ungenutzt und wird nicht ausgeschöpft. Es wird unterschieden in qualitative (das Wissen und die Fähigkeiten bleiben ungenutzt) und quantitative (es gibt zu wenig zu tun) Unterforderung. (Boreout - Wenn Langeweile zur Belastung wird | Die Techniker - Firmenkunden (tk.de), Meyer et al 2014, S.467)

Inhalt

Oftmals entsteht eine Unterforderung bei Arbeitnehmern, wenn von der Führungskraft zu wenige Aufgaben delegiert werden. Dies trifft sowohl auf qualitative wie auch auf quantitative Unterforderung zu. Im Grunde muss demzufolge die organisatorische und personale Arbeitsgestaltung näher betrachtet werden. (ebd.)

Unterforderte und gelangweilte Angestellte spielen oftmals vor, dass sie viel zu tun hätten oder "strecken" Aufgaben über einen längeren Zeitraum als nötig und erbringen weniger bzw. mindere Leistung. Im Zuge dessen, werden sie von leitenden Angestellten bei interessanten Aufgaben übergangen.

Von Unterforderung betroffene Mitarbeiter leiden oftmals, trotz geringen Arbeitspensums, an Erschöpfung und haben kein Interesse mehr an ihrer Arbeit.

Grundsätzlich ist eine Unterforderung auch auf eine fehlende Kommunikation bei allen Beteiligten zurückzuführen. Um Unterforderung von Mitarbeitern zu vermeiden und damit auf Arbeitskraft zu verzichten müssen Maßnahmen entwickelt werden. (ebd.)

Zielgruppen

Zu betrachtende Zielgruppen bei einer Unterforderung sind zum einen die "einfachen" Angestellten, da diese oftmals an einer Unterforderung leiden können. Zum anderen immer der jeweilige Teamleiter bzw. die entsprechende Führungskraft. Diese Person ist verantwortlich für das Arbeitspensum und die Aufgaben der ihm unterstellten Mitarbeiter.

Maßnahmen und Wirkung

Um eine Unterforderung der Angestellten der Firma zu vermeiden sind verschiedene Maßnahmen zu treffen und umzusetzen.

Eine der wichtigsten Maßnahmen ist eine stetige Kommunikation zwischen allen Beteiligten. Bei einer regelmäßigen und vor allem guten Kommunikation, kommt es in der Regel weder zu einer Über- noch einer Unterforderung bei den Mitarbeitern. Das Unternehmen muss dementsprechend an einer offenen Kommunikationskultur und Dialogführung arbeiten. Bester Ansatzpunkt hier sind die Führungskräfte. Mit Kommunikationsseminaren und –trainings können sie die "richtigen" Methoden lernen, um aktiv und zugewandt mit den Angestellten zu reden.

Kommunikationsseminare können auch den Mitarbeitenden des Betriebes dabei helfen, sich besser auszudrücken und zu formulieren welche Probleme sie beschäftigen. Durch die Artikulation der Unterforderung, hat die Führungskraft die Möglichkeit Aufgaben besser und zielführender zu verteilen oder den Mitarbeiter unternehmensintern auf einen anderen Posten zu versetzen, der seinen Interessen und Fähigkeiten mehr entspricht. Eine gut entwickelte Idee lässt sich mit externen Experten gut in der Firmenzentrale als "Workshop" umsetzen.

Vertrauensbildende- und Teamfindungsmaßnahmen sollten immer wieder angeboten werden. Dies stärkt die Mitarbeiter des Unternehmens und steigert das oben beschriebene Sozialkapital und demzufolge auch die Produktivität.

Es kommt auf eine angstfreie Kommunikation zwischen vorgesetzten Mitarbeitern und Angestellten an! Angestrebt wird eine gegenseitige Kooperation, da diese das Betriebsklima positiv beeinflusst. (Fürstenberg 1996, S. 125)

1.4.3 Wirkungsstufe 3

Die dritte Stufe besetzen Badura et al (2010) mit der Wiedereingliederung und dem Absentismus. (S.2)

Wiedereingliederung

"Das Betriebliche Eingliederungsmanagement (BEM) will Arbeitsunfähigkeit von Beschäftigten beenden und sie durch ein gezieltes und systematisches Vorgehen wieder dauerhaft in den Arbeitsprozess eingliedern." (Seel 2010, S. 190)

Inhalt

Oftmals wird die betriebliche Eingliederung nur mit der schrittweisen Erhöhung der Arbeitszeit nach langer Krankheit in Verbindung gebracht. Es gibt jedoch vielfältige andere Maßnahmen, die ergriffen werden können, um den Arbeitnehmer bei der Rückkehr in das Berufsleben zu unterstützen.

Grundsätzlich wird das Betriebliche Eingliederungsmanagement gesetzlich über § 167 SGB IX gesteuert. "Zweck des Betrieblichen Eingliederungsmanagements ist es, den Ursachen von Arbeitsunfähigkeitszeiten einer oder eines Beschäftigten nachzugehen und nach Möglichkeiten zu suchen, künftig Arbeitsunfähigkeitszeiten zu vermeiden oder zumindest zu verringern." (BEM | Betriebliches Eingliederungsmanagement (BEM) | Deutsche Rentenversicherung (deutsche-rentenversicherung.de)

Um dies umzusetzen werden erforderliche Unterstützungsmaßnahmen ermittelt und durch betriebsinterne und externe Partner umgesetzt. Dabei ist zu beachten, dass die betriebliche Eingliederung immer das Einverständnis und die Kooperation des Beschäftigten voraussetzt. Der Mitarbeiter ist immer in den Prozess eingebunden und hat das Recht die Maßnahmen abzubrechen.

Arbeitsunfähigkeit belastet nicht nur den Arbeitgeber, sondern auch den betroffenen Arbeitnehmer, die anderen Mitarbeiter und das Sozialversicherungssystem. Dem Arbeitgeber entstehen Kosten, für welche er keine entsprechende Arbeitsleistung bekommt (oder durch das Einstellen von Vertretungskräften). Der betroffene Arbeitnehmer wird aus dem Prozess der Arbeit "entfernt" und wechselt in die Medizin und Rehabilitation. Die gesunden Mitarbeiter müssen eventuell Mehrarbeit leisten, wodurch das Betriebsklima gestört werden kann und das Sozialversicherungssystem springt nach sechs Wochen Krankheit für die Lohnfortzahlung ein.

Es ist demzufolge für alle Beteiligten naheliegend und wichtig den betroffenen Angestellten, schnell und schonend zurück in den Arbeitsprozess einzugliedern. Die arbeitsunfähigen Beschäftigten sollen sich schrittweise wieder an die gegebene Arbeitsbelastung gewöhnen. Die geschieht immer in Abstimmung mit dem behandelnden Arzt, dem Arbeitgeber und dem Betroffenen. (Seel 2010, S. 190; Stufenweise Wiedereingliederung (vdek.com)) Zu beachten ist, dass nicht nur "kranke"

Angestellte von der betrieblichen Wiedereingliederung profitieren, sondern auch schwerbehinderte und gleichgestellte behinderte Menschen.

Zielgruppen

Als Zielgruppe können an dieser Stelle die direkt betroffenen (kranken, schwerbehinderten) Mitarbeiter genannt werden. Trotzdem müssen auch die übrigen Angestellten und Führungspersonen als Zielgruppe gelten, wenn auch nur indirekt.

Die direkt Betroffenen profitieren auch direkt von der Betrieblichen Wiedereingliederung, so sie denn damit einverstanden sind.

Die indirekten Personen helfen beim Umsetzen der getroffenen Vereinbarungen und Maßnahmen. Wichtig ist der ständige Austausch der Parteien, da das betriebliche Eingliederungsmanagement immer ein Kooperationsprozess ist.

Maßnahmen und Wirkung

Das betriebliche Eingliederungsmanagement ist in der Regel eine Einzelfallbetrachtung. Um Schritte zu planen, empfiehlt Seel (2010) Unternehmen jeglicher Größe dringend ein strukturiertes Vorgehen. Dazu gehören die Kontaktaufnahme, nach der Feststellung einer mehr als sechs- wöchigen Krankheit, und ein Erstgespräch mit dem Mitarbeiter. Nachfolgend soll es eine Fallbesprechung geben und Unterstützungsmöglichkeiten gefunden werden. Danach folgt die Umsetzung der Maßnahmen und schlussendlich die Überprüfung ihrer Wirkung. (Seel 2010, S. 192)

Hilfe bei der Umsetzung können sich die Beteiligten beispielsweise bei der zuständigen Integrationsstelle oder der Rentenversicherung holen. In größeren Unternehmen liegt es nahe ein Integrationsteam zu bilden, welches beispielsweise aus Betriebsarzt, Betriebsratsmitglied, Vertreter der Schwerbehinderten und weiteren innerbetrieblichen Akteuren bestehen kann. Wichtig ist das Klären von Verantwortungsbereichen und der Mitwirkungspflicht aller Beteiligten, sowie eine regelmäßige Überprüfung und Auswertung der Maßnahmen und Hilfeleistungen. (Seel 2010, 193f)

Bungart (2010) schlägt folgende Maßnahmen vor, um das Betriebliche Eingliederungsmanagement effektiv zu gestalten, dies gilt auch für Menschen mit seelischer oder drohender seelischer Behinderung.

Job- Stripping: meint das Herauslösen von Tätigkeiten oder Um-/ Strukturierung des Arbeitsplatzes und *Job- Carving*: das Hinzuziehen geeigneter weiterer Tätigkeiten.

Das bedeutet, dass bei der betrieblichen Wiedereingliederung bestimmte Tätigkeiten weggelassen oder bei Bedarf hinzugefügt werden. Ein Kommissionierer, der wegen Bandscheibenvorfällen lange krank war, wird keine schweren Lasten heben können und sollen. Diese Aufgaben fallen weg. Alternativ könnte er in der Routenplanung der Fahrer eingesetzt werden. Der Arbeitsplatz einer Sachbearbeiterin, welche wegen starker Schulterprobleme in der medizinischen Rehabilitation war, wird mit einem höhenverstellbaren Schreibtisch ausgestattet.

Arbeitsplatzerfindung: Neustrukturierung und/ oder das Zusammenziehen verschiedener Tätigkeiten zu einem geeigneten Arbeitsbereich. Hier kann und soll nach geeigneten Ideen gesucht werden, den betroffenen Arbeitnehmer dabei zu unterstützen und eventuell Ausgleich zu schaffen.

Gestaltung der Arbeitsumgebung könnte beispielsweise die Abkehr vom Zwang sein, die Arbeit unbedingt im Unternehmen zu erledigen. Der betroffene Mitarbeiter kann unter Umständen seine Arbeit auch genauso gut oder besser zu Hause (im Homeoffice) ausführen.

Veränderung der Arbeitszeit oder *Pausen:* Die Veränderung der Arbeitszeit oder Pausen wird oftmals nach einer medizinischen Rehabilitation umgesetzt. Hierbei wird der Arbeitnehmer stufenweise zurück in den Arbeitsalltag gebracht. In der Regel beginnt er mit zwei Stunden Arbeit am Tag, dies wird über einen Zeitraum gesteigert. Unter Umständen ist es notwendig die Arbeitszeit längerfristig von acht auf sechs Stunden zu reduzieren oder dem Mitarbeiter die Möglichkeit zu geben, seine Pausen- und Arbeitszeiten flexibler zu gestalten. Grundsätzlich sollte dem Betroffenen, wenn möglich, eine freie Arbeitszeitgestaltung angeboten werden (vgl. dazu Hoff 2004, S. 79f)

Entwicklung von Checklisten o.ä. zur *Strukturierung* der Arbeit sind grundsätzlich zu unterstützen. Dies hilft nicht nur Angestellten, welche zurück in den Berufsalltag finden wollen, sondern auch gesunden Mitarbeitern.

Eine weitere Maßnahme kann das *Job-Coaching* sein. Das Job-Coaching wird von internen oder externen Begleitern übernommen. Intern kann dies ein Kollege sein, welcher die Arbeit beispielsweise nochmal kontrolliert oder Hilfestellung bei der Bewältigung von Aufgaben gibt. Extern könnte dies ein Ergo- oder Bezugstherapeut sein, welcher mit dem Betroffenen "trainiert" Aufgaben strukturiert abzuschließen. (Bungart 2010, S.227)

1.4.4 Wirkungsstufe 4, die Spitze

Die Spitze der Pyramide besetzen Arbeitsunfälle und Berufskrankheiten. Die Wirksamkeit und Effizienz der Betrieblichen Gesundheitspolitik entfalten hier die wenigste Wirkung.

Arbeitsunfälle

Arbeitsunfälle gehören zum Berufsleben leider dazu. Ziel ist es immer diese zu vermeiden.

"Arbeitsunfälle sind Unfälle, die versicherte Personen bei der Ausübung ihrer Arbeit oder auf Dienstreisen erleiden. Zum Beispiel wenn sich der Unfall im Lager, im Büro oder beim Be- und Entladen eines LKWs ereignet." (Arbeitsunfall – BGHW) Auch wenn Hilfsmittel wie Brille oder Hörgerät (während der Arbeit) beschädigt werden, liegt ein Arbeitsunfall vor. (BMAS - Was sind Arbeitsunfälle?)

Inhalt

Um Arbeitsunfälle zu vermeiden sind gesetzliche Vorgaben entwickelt worden, an die sich das Unternehmen halten muss. Diese sind verankert im Arbeitsschutzgesetz (ArbSchG). Der Arbeitsschutz umfasst Maßnahmen zur Verhütung von Unfällen bei der Arbeit und arbeitsbedingten Gesundheitsgefahren. (§ 2 ArbSchG - Einzelnorm (gesetze-im-internet.de)

Das Gesetz macht deutlich:" (…), dass eine Gefährdung für das Leben sowie die physische und die psychische Gesundheit möglichst vermieden und die verbleibende Gefährdung möglichst gering gehalten wird;" (§ 4 Nr. ArbSchG).

Die Arbeitsbedingungen sollen dementsprechend so gestaltet werden, dass es zu keinen Unfällen kommt. Es sind Bedingungen zu schaffen welche arbeitswissenschaftlichen Erkenntnisse in jeglicher Form berücksichtigen. Gefahren sollen grundsätzlich an ihrer Quelle bekämpft werden.

Zielgruppen

Klassische Akteure und dementsprechend auch Zielgruppen im Arbeits- und Gesundheitsschutz sind die Arbeitnehmer, die Führungskräfte und der Arbeitgeber. Diese drei Gruppen sind alle betroffen und müssen miteinander interagieren. (Blume 2010, S. 112)

Maßnahmen und Wirkung

Der Arbeitgeber hat mindestens eine Fachkraft für Arbeitssicherheit zu bestimmen und eventuell einen Betriebsarzt. Zusätzlich dazu müssen Sicherheitsbeauftragte und Ersthelfer unter den Arbeitnehmern ausgebildet werden. Die Führungskräfte sollen als Koordinatoren "zwischengeschaltet" sein. (ebd., S. 113)

Eine Maßnahme ist beispielsweise das Tragen von FFP2- Masken während der Arbeit. Um den Mitarbeiter nicht zu gefährden, wird eine "Gebrauchsdauer von max. 150 min und einer 30minütigen Pause empfohlen. (BAuA - SARS-CoV-2 FAQ und weitere Informationen - Wie lange dürfen FFP2/FFP3-Masken ohne Unterbrechung getragen werden? Wie lange muss die Erholungsdauer nach dem Tragen sein? - Bundesanstalt für Arbeitsschutz und Arbeitsmedizin)

Zusätzlich ist es von immanenter Bedeutung die Angestellten mit geeigneten Arbeitsmitteln auszustatten; beispielsweise Lärmschutzkopfhörer bei einer hohen Lärmbelastung am Arbeitsplatz oder höhenverstellbarer Schreibtische für die Sachbearbeiter im Unternehmen.

Mitarbeiter im Betrieb sollen regelmäßige Sicherheitsschulungen erhalten, welche Unfälle vermeiden können. Diese Schulungen können vom eigenen Sicherheitsexperten oder von Externen gehalten werden.

Der Arbeitsschutz im Unternehmen soll und muss regelmäßig überprüft werden. Es gibt eine stetige Entwicklung der technischen und sozialen Arbeitswelt des Unternehmens. Dementsprechend sind die getroffenen Maßnahmen kontinuierlich zu optimieren. (Faller et al 2010, S.36f)

1.5 Zusammenfassung

Auf den vorangegangenen Seiten ist immer wieder deutlich geworden: "Grundvoraussetzung für den Erfolg sind Zutrauen, Vertrauen und Verlässlichkeit der Beteiligten." (Seel 2010, S. 191)

Alle Beteiligten an der Betrieblichen Gesundheitsförderung im Unternehmen sollen miteinander im Austausch sein und kooperieren. Nur so lässt sich das bestmögliche Ergebnis beim Umsetzen der getroffenen Maßnahmen erzielen.

Aufgabe 2

2 Anspruchsgruppen im Betrieblichen Gesundheitsmanagement

Stakeholder (Anspruchsgruppen) und Stakeholderanalyse sind Begrifflichkeiten, welche ursprünglich aus den Wirtschaftswissenschaften kommen. Mittlerweile ist die Bedeutung von Stakeholdern auch in anderen Bereichen angekommen. Es ist empfehlenswert bei der Umsetzung von neuen Ideen und zur Überprüfung laufender Projekte sich mit den jeweiligen Stakeholdern auseinanderzusetzen, um die Planung jeweiliger Strategien zu erleichtern und Bedürfnissen anzupassen. Stakeholder sind entweder direkt oder indirekt von Aktivitäten eines Unternehmens betroffen, oder sie haben Interesse an diesen Aktivitäten. (Fleig 2022, business-wissen.de; Tiemeyer 2005, S. 622)

2.1 Stakeholder

Stakeholder

"Stakeholder sind Personen oder Institutionen, die ein Interesse an einem bestimmten Entwicklungsverlauf oder einer bestimmten Entscheidung haben. Sie können entweder als Einzelpersonen oder als Vertreter einer Gruppe auftreten. Dazu gehören Personen, die eine Entscheidung beeinflussen, die Schlüsselfiguren bei der Umsetzung oder die von der Entwicklung betroffen sind." (Künkel et al 2016, S. 154)

Es ist immer nötig zu bedenken, dass Stakeholder Einfluss auf das Unternehmen ausüben. Zum Einen können Stakeholder Interessen gegenüber dem Unternehmen geltend machen, zum Anderen können Stakeholder von den Handlungen des Unternehmens betroffen sein. Sowohl das Eine, als auch das Andere erfordert eine Reaktion des Unternehmens.

Mit einer Stakeholderanalyse sollen alle Stakeholder des Unternehmens oder das Projekt betreffend ausgemacht und analysiert werden. Demzufolge müssen folgende Fragen beantwortet werden:

➢ Wer sind die Stakeholder genau (Personen, Institutionen, etc.)?

➢ Welche Interessen verfolgen diese Stakeholder?

➢ Welche Erwartungen und Anforderungen haben sie (das Unternehmen/ das Projekt betreffend)? Und

➢ Wie wichtig sind diese Stakeholder für den Erfolg (des Unternehmens/ des Projekts)?

Mit der Beantwortung dieser Frage ist ein guter Grundstein zur Auswertung der Stakeholder gegeben.

Es ist zu beachten, dass zwischen direkt und indirekt vom Projekt Betroffenen unterschieden wird. Direkt betroffene Stakeholder sind an der wesentlichen Definition und Projektzielerreichung beteiligt. Sie sind involviert und beeinflussen als Stakeholder das Projekt maßgeblich.

Nur mittelbar vom Projekt betroffenen Stakeholder gehören zu den indirekten (z.B. Behörden, Interessenverbände, etc.). Hier findet sich kein direkter Einfluss auf die Ziele und die Zielerreichung. (Peipe 2022, S.44f)

2.2 Stakeholderanalyse

Stakeholderanalyse

Vorangegangen wurde beschrieben, dass Stakeholder direkt oder indirekt von einem Projekt betroffen sind oder aber ein Interesse (am Erfolg oder Misserfolg) daran haben. Um ein Projekt erfolgreich umzusetzen, empfiehlt es sich vorab eine Stakeholderanalyse durchzuführen.

Dabei werden alle Personen oder Gruppen herausgearbeitet, welche als Stakeholder gesehen werden können. Anschließend soll sowohl der Grad der Betroffenheit (hoch, mittel, niedrig) als auch die Art der Betroffenheit (positiv, neutral, negativ) eruiert werden. (Peipe 2022, S.46)

Um eine gute Übersichtlichkeit zu gewährleisten, liegt die Darstellung in einer Matrix oder Tabelle nahe.

Stakeholderanalyse

Stakeholder	Betroffenheit	
	Grad	Art
Fachabteilung	hoch	….
Betriebsrat	hoch	neutral
Projektteam	Hoch	positiv
Externes Unternehmen	hoch	…
…	…	…

Abb. 1: Beispielhafte Darstellung Stakeholderanalyse (eigene Darstellung, angelehnt an Peipe 2022, S.47)

Eine gut ausgearbeitete Stakeholderanalyse stellt sicher, dass frühzeitig Maßnahmen ergriffen werden können, um negativ gestimmte Stakeholder umgestimmt und "mit ins Boot geholt" werden können.

Es ist zu beachten: **Eine Stakeholderanalyse ist nicht statisch.** Sie kann sich während des Projektes ändern und sollte regelmäßig neu geprüft und gegebenenfalls überarbeitet werden. (Tiemeyer 2005, S. 622)

2.3 Exemplarische Stakeholderanalyse der Logistikfirma "MeyerSchmidt"

Die Autorin hat im Zuge einer Fallstudie 2021 zum Thema angewandte Prävention (Entspannung) die Logistikfirma "MeyerSchmidt" herangezogen. Dieses Unternehmen soll auch an dieser Stelle nochmals betrachtet werden. (Sander 2021, S.11)

Das Unternehmen "MeyerSchmidt" ist ein größeres mittelständisches Unternehmen und möchte ein Betriebliches Gesundheitsmanagement einführen, um das Wohlbefinden und die Gesundheit seiner Mitarbeiter zu verbessern und damit Fehlzeiten zu verringern und zu vermeiden.

In der Logistikfirma "MeyerSchmidt" finden sich neben dem Management drei Hauptgruppen von Mitarbeitern: Sachbearbeiter, LKW- Fahrer und Kommissionierer. Da die Tätigkeiten dieser Berufsgruppen sich sehr unterscheiden, sind sie als verschiedene Stakeholder zu betrachten. Vorrangig sitzende Sachbearbeiter haben andere Interessen am betrieblichen Gesundheitsmanagement als sowohl geistig als auch körperlich arbeitende Kommissionierer.

Stakeholderanalyse Logistikfirma "MeyerSchmidt"

Stakeholder	Betroffenheit	
	Grad	Art
Unternehmens-führung (Auftraggeber)	mittel	Positiv und negativ
Fachabteilung I Sachbearbeiter	hoch	positiv
Fachabteilung II Kommissionierer	hoch	positiv
Fachabteilung III Fahrer	hoch	neutral
Betriebsrat	hoch	neutral
Projektteam "Gesundheits-Zirkel"	hoch	positiv
Externer Berater	hoch	positiv
Externer Berater	hoch	positiv
Krankenkassen	mittel	neutral
Arbeitsschutz-experten	mittel	neutral

Abb. 2: Beispielhafte Stakeholderanalyse der Logistikfirma "MeyerSchmidt" (eigene Darstellung, angelehnt an Peipe 2022, S.47)

2.4 Betrachtung einzelner Stakeholder der Firma "MeyerSchmidt"

Das **Management** des Unternehmens "MeyerSchmidt" ist einer der wichtigsten Stakeholder bei der Planung des BGFs, da die Finanzierung des "Projekts" von der Führungsebene "abgesegnet" werden muss. Im Gegensatz zu vielen anderen Unternehmen, hat die Firma "MeyerSchmidt" erkannt, dass es von Vorteil ist in Maßnahmen zur Betrieblichen Gesundheitsförderung und damit auch in die Mitarbeiter zu investieren. Mit solchen Maßnahmen können Fehlzeiten der Angestellten verringert, die Zufriedenheit gesteigert und neue Arbeitnehmer gewonnen werden.

Die **Beschäftigten** des Unternehmens sollten von vornherein mit in die Planung einer Betrieblichen Gesundheitsförderung mit einbezogen werden. Zum einen um Partizipation und Compliance zu fördern, zum anderen um nicht an den Mitarbeitern "vorbeizuplanen". Es wäre beispielsweise kontraproduktiv, einen vegetarischen Salattag in der firmeneigenen Kantine einzuführen, wenn die LKW- Fahrer und Kommissionierer, welche körperlich arbeiten, "kräftige" Nahrung wollen und benötigen, um ihre Aufgaben gut zu bewältigen.

Hier hat sich das Einrichten eines **"Gesundheitszirkels"** bewährt. Dieser soll auch in der Firma "MeyerSchmidt" aufgebaut werden. In der Regel ist ein "Gesundheitszirkel" eine temporäre Arbeitsgruppe, zusammengesetzt aus Beschäftigten, Belegschaftsvertretern, Arbeitsschutzbeauftragten und Vorgesetzten, welche:" (...) belastende Arbeitsprobleme zu thematisieren und diesbezügliche Verbesserungsvorschläge zu entwickeln" hat. (Lenhardt 2010, S. 117) Das Unternehmen kann sich somit das Wissen und die Erfahrungen der Mitarbeiter über die gesundheitlichen Auswirkungen ihrer Arbeit zu Nutze machen. (Friczewski 2010, S. 149)

Der **Betriebsrat** und der professionelle **Arbeitsschutzbeauftragte** können und müssen vor allem Informationen beisteuern. Der Betriebsrat hat zusätzlich ein Widerspruchs- und Mitentscheidungsrecht, was verschiedenen Maßnahmen betrifft. Des Weiteren kann der Betriebsrat wichtige Information zu beispielsweise Arbeitszeitgestaltung, Arbeitsorganisation und Sicherheit und Gesundheit bei der Arbeit beisteuern. An dieser Stelle ist auch der Arbeitsschutzbeauftragte zu verorten. Der Arbeitsschutzbeauftrage der Logistikfirma "MeyerSchmidt" soll den Gesundheitszirkel in wesentlichen Fragen des Arbeits- und Gesundheitsschutzes beraten.

Die **Krankenkassen** bzw. Gesundheitskassen orientieren sich bei der Erbringung von Leistungen der Betrieblichen Gesundheitsförderung an § 20a Abs. 1 SGB V und dem "Leitfaden Prävention" der GKV-Spitzenverbände (Leitfaden Prävention - GKV-Spitzenverband). Theoretisch sollen sowohl verhaltens- als auch verhältnispräventive Maßnahmen im BGF von den Krankenkassen unterstützt werden. Praktisch erbringen viele Kassen ausschließlich verhaltenspräventive Leistungen. Nichtsdestotrotz müssen die Gesundheitskassen als Stakeholder mit in eine Analyse einbezogen werden. (Lenhardt 2010, S. 112f)

Externe Berater sollen bei der Umsetzung der betrieblichen Gesundheitsförderung mitwirken, indem sie vom "Gesundheitszirkel" entwickelte Maßnahmen umsetzen. Das soll u.a. ein "Stressbewältigungsseminar" sein und die Entwicklung einer gesundheitsförderlichen Speisekarte in der Kantine.

2.5 Zusammenfassung

Zusammenfassend kann gesagt werden, dass auch bei der Einführung einer Betrieblichen Gesundheitsförderung in der Logistikfirma "MeyerSchmidt" eine Stakekolderanalyse von Vorteil ist. Es wurde ausgeführt, dass Stakeholder alle

Personen bzw. Institutionen sind, welche Interesse an einem Projekt haben. Dies beinhaltet Personen und Gruppen, welche positive Erwartungen haben, als auch jene, welche versuchen, das Projekt zu Scheitern zu bringen. Durch eine umfängliche, frühzeitige Analyse kann aktiv versucht werden, negativ eingestellte Personen und Institutionen umzustimmen und dazu zu bewegen, dem Projekt zumindest neutral gegenüberzustehen.

In der Firma "MeyerSchmidt" kann durch die frühzeitige Stakeholderanalyse festgestellt werden, dass dem Arbeitssicherheitsschutzexperten eine technische Unfallverhütung und die Sicherheitsbelehrungen der Mitarbeiter wichtiger sind als "Stressmanagement" und gesundes Essen in der Kantine. Durch das frühe Erkennen der eher negativen Einstellung, bleibt Zeit den Experten "umzustimmen". Durch Einbeziehen in das Projekt kann sein Fachwissen aufgegriffen und genutzt werden.

Auch die Mitarbeitenden (Sachbearbeiter, Kommissionierer, LKW-Fahrer) sind als Stakeholder identifiziert wurden. Diese sollten in jedem Falle die Möglichkeit bekommen sich dahingehend zu äußern, was für sie Betriebliche Gesundheitsförderung ist und was für Wünsche sie diesbezüglich haben.

Die Gesundheitskassen und der Betriebsrat sollten vor allen Dingen in beratender Funktion im Gesundheitszirkel tätig sein. Es gilt herauszufinden, welche Möglichkeiten und Vorgaben (auch rechtliche) gibt es, und wie können diese zielführend umgesetzt werden. Oftmals haben Krankenkassen einen "Pool" von Experten, welche dem Unternehmen zur Umsetzung der Ideen und Maßnahmen empfohlen werden können.

Mit einer frühzeitigen Stakeholderanalyse können Erwartungen und Hindernisse erkannt und bearbeitet werden. Dadurch kann das Finden und Gewichten von Zielen erleichtert werden. Äußert ein Großteil der Mitarbeiter von "MeyerSchmidt" die Einführung einer "bewegten Pause", kann dies in die Zielfindung mit einfließen.

Konsequenz ist demzufolge: Je früher und ausführlicher eine Stakeholderanalyse durchgeführt wird, desto wahrscheinlicher ist die erfolgreiche Umsetzung der Betrieblichen Gesundheitsförderung in der Logistikfirma "MeyerSchmidt".

Nachfolgend sollte immer eine Projektumfeldanalyse erstellt werden.

Aufgabe 3

3 Erfolgreiches Handeln im BGM

Um das Betriebliche Gesundheitsmanagement erfolgreich im Unternehmen umzusetzen und zu integrieren, muss jede Firma ihren eigenen Weg finden, denn in jedem Betrieb herrschen andere Grundvoraussetzungen.

Um erfolgreich handeln zu können sind verschiedene Mindeststandards einzuhalten.

3.1 "Mindeststandards" Überblick

Walter (2010) definiert zehn Mindeststandards:" (...) die für ein erfolgreiches Handeln im Betrieblichen Gesundheitsmanagement unabdingbar sind". (Walter 2010, S. 147)

Die Mindeststandards sind:

1. Das Formulieren einer klaren, inhaltlichen Zielsetzung,

2. der Abschluss von schriftlichen Vereinbarungen,

3. das Einrichten eines Lenkungsausschusses,

4. das Bereitstellen von Ressourcen,

5. die Festlegung personeller Verantwortlichkeiten,

6. die Qualifizierung von Experten und Führungskräften,

7. die Beteiligung und Befähigung von Mitarbeitern,

8. die Betriebliche Gesundheitsberichterstattung,

9. das interne Marketing und

10. die Durchführung der vier Kernprozesse (Diagnose, Interventionsplanung, Intervention, Evaluation). (ebd., S. 147; Walter 2003, S. 74)

Diese Mindeststandards sind als Leitlinie oder auch Handlungsempfehlung zu betrachten und zu benutzen. Durch sie wird es dem Unternehmen ermöglicht bei der Umsetzung von betrieblichen Gesundheitsmaßnahmen systematisch sowie ziel- und ergebnisorientiert vorzugehen. Dies vergrößert die Erfolgsaussichten im betrieblichen Gesundheitsmanagement.

Personen und Institutionen, welche die Handlungsempfehlungen befolgen sollen, sind beispielsweise die Akteure des betrieblichen Gesundheitsmanagements innerhalb des Unternehmens wie Gesundheitsexperten, Führungskräfte oder der Betriebsrat. Außerbetrieblich können dies externe Experten, Vertreter der Krankenkassen und Berufsgenossenschaften, Institutionen zur externen Qualitätssicherung u.a. sein.

Soll das Betriebliche Gesundheitsmanagement erfolgreich umgesetzt und implementiert werden, ist ein ehrliches und glaubhaftes Engagement der Führungsebene vonnöten. Des Weiteren ist, wie in den vorangegangenen Kapiteln beschrieben, ständige Kommunikation aller Beteiligten und stetige Überprüfung und Weiterentwicklung der Maßnahmen notwendig. Das Betriebliche Gesundheitsmanagement im Unternehmen sollte immer als langfristig angelegter Lern- und Entwicklungsprozess gesehen werden. (Walter 2003, S. 74)

3.2 "Mindeststandards" in Theorie und Praxis

Nach dem vorangegangenen Überblick sollen nun die vorgestellten "Mindeststandards" im Betrieblichen Gesundheitsmanagement näher betrachtet werden.

3.2.1 Formulierung von Zielen

Die Zielfindung und –formulierung ist immer als Prozess und Konsensfindung zwischen allen Beteiligten zu sehen. Dabei empfiehlt sich ein Kick off-Workshop mit den Akteuren, um zum einen schon bestehende Aktivitäten und Maßnahmen zu bewerten und zum anderen zu einem gemeinsamen Verständnis zu kommen, um nachfolgend das zukünftige Vorgehen (Ziele, gewünschte Ergebnisse, Prioritäten) zu entwickeln.

Als die drei hauptsächlichen Ziele sieht Walter (2010)

    1. Die Stärkung des Sozial- und Humankapitals ("Treiber")

2. Die Verbesserung des Wohlbefindens und der Gesundheit der Mitarbeiter ("Ergebnisse") und

3. Die Verbesserung von Produktivität, Qualität und Wirtschaftlichkeit ("Ergebnisse") (Walter 2010, S. 149)

3.2.2 Schriftliche Vereinbarungen

Nur durch schriftliche Vereinbarungen bekommt das betriebliche Gesundheitsmanagement einen offiziellen Charakter und eine verbindliche Basis. In diesen schriftlichen Vereinbarungen werden Grundsätze, Ziele und Verfahrensweisen festgelegt, sowie Zuständigkeiten, Kompetenzen und Ressourcen dargelegt. Idealerweise erfolgt die schriftliche Vereinbarung in Form einer Betriebs- oder Dienstvereinbarung.

Diese Vereinbarung ist die Grundlage für Integration in die betrieblichen Routinen und Prozesse. Mit dieser Verschriftlichung lassen sich zu einem späteren Zeitpunkt getroffenen Maßnahmen überprüfen und gegebenenfalls verbessern.

3.2.3 Lenkungsausschuss

Der Lenkungsausschuss (das Steuerungsgremium) ist ein Entscheidungsgremium. Hier werden (Perioden-)Ziele festgelegt, Aufträge definiert, Projekte und Maßnahmen entwickelt und Prozesse begleitet und bewertet. Damit ist der Lenkungsausschuss für die kontinuierliche Verbesserung des Betrieblichen Gesundheitsmanagement verantwortlich.

Das Steuerungsgremium sollte sich aus einem Vertreter der Unternehmensleitung, einem Mitglied aus dem Personal- bzw. Betriebsrat, die betrieblichen Gesundheitsexperten (Betriebsarzt, Arbeitsschutzbeauftragter), Vertreter aus den Bereichen Organisations- und/ oder Personalmanagement und Führungskräfte von betroffenen Abteilungen. Zusätzlich dazu können weitere Mitarbeiter oder externe Experten in das Steuerungsgremium einbezogen werden. (Walter 2003, S. 78; Walter 2010, S. 150)

Wichtig für den Erfolg des Lenkungsausschusses ist eine hohe Glaubwürdigkeit und Akzeptanz. Diese ergibt sich aus einer sichtbaren Unabhängigkeit, der sachbezogenen

Arbeit und spürbarem Erfolg. Die Arbeit des Lenkungsausschusses soll beständig kommuniziert und nach Außen getragen werden.

3.2.4 Ressourcen

Soll eine Betriebliche Gesundheitsförderung im Unternehmen ein- und durchgeführt werden, muss das Unternehmen ausreichend Ressourcen zur Verfügung stellen. Dies verdeutlicht dem Personal gegenüber die Ernsthaftigkeit der Maßnahmen. Zu den Ressourcen gehören nicht nur finanzielle Mittel, um die Maßnahmen und Projekte umzusetzen, sondern auch Mitarbeiter, welche von ihren eigentlichen Aufgaben freigestellt werden, um etwa im "Gesundheitszirkel" mitzuwirken, räumliche Mittel, um beispielsweise Workshops anzubieten und die technische Ausstattung.

Dies alles sind Voraussetzungen, um das Betriebliche Gesundheitsmanagement in der Organisation umzusetzen.

3.2.5 Personelle Verantwortlichkeiten

Ohne die Klärung personeller Verantwortlichkeiten kann kein leistungsfähiges betriebliches Gesundheitsmanagement aufgebaut werden. Es kann hier also von strukturellen Rahmenbedingungen gesprochen werden. Nur durch die Klärung und Festlegung der Verantwortlichkeiten, haben alle Akteure einen passenden Ansprechpartner. Gibt es keine Verantwortlichen, können die besten Ideen und Projekte "ins Leere laufen". Demzufolge müssen Personen benannt:" (...) und ihre Aufgaben und Kompetenzen eindeutig definiert und festgelegt werden." (Walter 2010, S. 152)

Je nach Größe des Unternehmens empfiehlt es sich u.U. mehrere Verantwortliche einzusetzen, welche die Unterstützung des Managements haben.

Zu den Aufgaben dieser Beauftragten gehören beispielsweise die Überprüfung der Zielsetzung und ihre Anpassung, das Planen und Koordinieren von Terminen, Steuerung von Teilaufgaben oder der Informationsaustausch sowohl mit der Führungsebene als auch mit den Mitarbeitern. (ebd., S. 152; Walter 2003, S. 80)

3.2.6 Qualifizierung

Damit die benannten Verantwortlichen und auch Führungskräfte ihre neuen Aufgaben gut bewältigen und umsetzen können, müssen diese entsprechend geschult werden. Das heißt, sie müssen beständig aus- und weitergebildet werden, damit die Herausforderung des Betrieblichen Gesundheitsmanagement gemeistert werden können. Dazu gehören wissenschaftliche Grundlagen, Konzepte und Methoden genauso wie Management- und Sozialkompetenzen oder Qualifikationen im Controlling.

3.2.7 Beteiligung und Befähigung

Um das wichtigste Ziel der Betrieblichen Gesundheitsförderung, die Verbesserung der Gesundheit und des Wohlbefindens der Mitarbeiter, umzusetzen, müssen diese unbedingt dazu befähigt und daran beteiligt werden. Die Verwirklichung dieser Ziele sind immer als Prozess zu verstehen. Er bedarf einer kontinuierlichen Kommunikation aller Beteiligten. Führungskräfte sind dafür verantwortlich die Kommunikation und die Zusammenarbeit in den Teams und Abteilungen zu verbessern und damit das Sozialkapital des Unternehmens zu stärken.

Die Mitarbeiter sind beispielsweise über Mitarbeiterfragebögen zum Thema Gesundheitsförderung mit einzubeziehen. Maßnahmen (wie beispielsweise eine Rückenschule) sollen die Angestellten dazu befähigen gesundheitsbewusst zu leben, zu arbeiten sowie Krankheiten und Verschleißerscheinungen zu vermeiden.

3.2.8 Betriebliche Gesundheitsberichterstattung

Die betriebliche Gesundheitsberichterstattung bezieht sich auf sämtliche gesundheitsbezogene Daten und Kennzahlen (Fehlzeiten, etc.), die im Unternehmen gesammelt und dokumentiert werden können. Der Gesundheitsbericht dient zur innerbetrieblichen Information (aller Akteure). Mit diesen Daten kann ein Handlungsbedarf frühzeitig identifiziert und Prioritäten und Maßnahmen festgelegt werden. Durch eine (gute) Dokumentation werden Planung, Umsetzung und das Controlling erleichtert und unterstützt. Des Weiteren ergibt sich daraus eine

Transparenz, mit der sich getroffenen Entscheidungen nachvollziehbar darstellen lassen. (Walter 2010, S. 154) Es empfiehlt sich immer einen Gesundheitsbericht anzufertigen, welcher alle Maßnahmen, Prozesse und Ergebnisse darstellt (und nicht nur einzelne Abteilungen oder Projekte). (Hesse 2010, S. 266)

3.2.9 Internes Marketing

Das interne Marketing trägt einen Großteil zur Akzeptanz der Betrieblichen Gesundheitsförderung bei. Durch die beständige Kommunikation über schon erreichte Ziele und geplante Maßnahmen sollen die Mitarbeiter informiert und ihr Interesse geweckt werden. Die Angestellten sollen in die Prozesse miteinbezogen werden, denn auch dies erhöht die Akzeptanz und Teilnahme an der betrieblichen Gesundheitsförderung. Wege für das interne Marketing sind beispielsweise Berichterstattung bei Teammeetings, Informationsflyer, Aushänge oder Gesundheitstage. (Walter 2010, S. 154) Wichtig ist, die Kommunikationswege und die Sprache den jeweiligen Zielgruppen anzupassen. Mitarbeiter, welche den ganzen Tag im LKW sitzen, haben keinen Zugriff auf Informationen, welche nur online (im Intranet) veröffentlicht werden. Des Weiteren bedienen sie sich einer anderen Sprache als ein Angestellter aus der Führungsebene. Kommunikation und ihre Wege müssen also auch im betrieblichen Gesundheitsmanagement gut durchdacht werden. (Budde 2010, S. 316)

3.2.10 Kernprozesse

Die vier Kernprozesse der Betrieblichen Gesundheitsförderung orientieren sich am PDCA- Zyklus: Plan, Do, Check, Act. Der Zyklus wiederholt sich immer wieder, er ist demzufolge ein Lernprozess. Nach der Planung von Zielen und Maßnahmen werden diese durchgeführt. Nachfolgend wird überprüft, ob die erwartenden Ergebnisse eingetroffen sind. Der Prozess wird überarbeitet und/ oder verbesserte Maßnahmen eingeleitet.

In der Diagnose wird der IST-Zustand im Unternehmen ermittelt. Dies kann auf verschiedenen Wegen geschehen. Möglichkeiten zur Datenerfassung sind Mitarbeiterbefragungen, Beobachtungsdaten, Daten aus medizinischen Untersuchungen, Routinedaten aus der Personalabteilung und andere. Damit entsteht eine Dateninfrastruktur und ein Kennzahlensystem, durch welche sich Maßnahmen planen und überprüfen lassen. Die geplanten Maßnahmen sollten sich zum einen an den Unternehmenszielen, zum anderen an den Wünschen der Mitarbeiter orientieren. Wo gibt es Handlungsbedarf und wie kann dieser zielführend umgesetzt werden?

Sind Maßnahmen und Projekte entwickelt worden, werden diese umgesetzt. Diese:" (...) Maßnahmen sollten stets bedarfsgerecht, qualitätsgesichert und wirtschaftlich sein." (Walter 2010, S. 159)

Schlussendlich müssen die Maßnahmen und Projekte evaluiert (überprüft) werden. Dies erfolgt über die in der Diagnose gewonnen Daten.

Nachfolgend beginnt der Prozess von neuem. Mit dem regelmäßig Durchlaufen dieses (Lern)Zyklus wird eine Prozessorientierung und eine kontinuierliche Verbesserung angestrebt und gewährleistet.

3.2.11 Die Logistikfirma "MeyerSchmidt"

In der Logistikfirma "MeyerSchmidt" soll eine Betriebliche Gesundheitsförderung eingeführt werden. Das Unternehmen möchte damit sein Humankapital stärken und seine Wettbewerbsfähigkeit steigern.

Die Unternehmensführung ist überzeugt von der Wirkung der Betrieblichen Gesundheitsförderung und ist gewillt diese im Unternehmensalltag zu implementieren. Dazu stellt sie alle notwendigen Ressourcen bereit. Dies sind zum einen die finanziellen Mittel zur Umsetzung der Qualifizierung der Verantwortlichen der Betrieblichen Gesundheitsförderung (Aus- und Weiterbildung) und Befähigung der Mitarbeiter zu gesundheitsbewusstem Verhalten (z.B. Stress reduzieren, Lauftraining, gesunde Ernährung). Zusätzlich stellt die Unternehmensleitung unter Herrn Meyer und Herrn Schmidt Räume (für Workshops, Seminare oder Meetings), Technik (beispielsweise Beamer) und "Zubehör" (z.B. Matten für die Yogastunde in der Mittagspause, Einrichten eines Fitnessraumes mit Mobilitätszirkel) zur Verfügung. Als Beispiel kann nachfolgende Abbildung dienen.

[Die Abbildung ist aus urheberrechtlichen Gründen nicht im Lieferumfang enthalten.]

Abb. 3: Mobitrain (Quelle: www.reha-sport-bildung.de/mobitrain)

Bei einem Kick off-Workshop mit den zentralen Akteuren werden Ziele und angestrebte Ergebnisse entwickelt. Das Hauptziel in der Firma "MeyerSchmidt" ist die Stärkung des Sozialkapitals und damit die Bindung der Mitarbeiter an das Unternehmen. Die Akteure des Workshops sind Herr Meyer aus dem Management, Frau Müller aus dem Betriebsrat, Herr Fischer (Arbeitsschutzbeauftragter) und die Abteilungsleiter der Kommissionierer, Fahrer und Sachbearbeiter. Im Laufe des Workshops wird beschlossen auch externe Berater hinzuziehen.

Alle beschlossenen Ziele, Grundsätze und Verfahrensweisen werden schriftlich festgehalten und allen Betroffenen (über Aushänge in der Kantine und im Intranet) mitgeteilt.

Um die betriebliche Gesundheitsförderung dauerhaft zu integrieren, wird ein "Gesundheitszirkel" eingerichtet, welcher die Maßnahmen und Projekte entwickeln, umsetzen und steuern soll. Ziel dieses Steuerungsausschusses ist eine kontinuierliche Verbesserung der Gesundheitsförderung. Dies soll über die vier Kernprozesse erreicht werden. Das bedeutet eine eindeutige Zielsetzung, Planung der Maßnahmen, Umsetzung dieser und eine nachfolgende Auswertung, um feststellen zu können, ob die Maßnahmen erfolgreich waren. Der "Gesundheitszirkel" beschließt u.a. in einer seiner ersten Sitzungen eine "Stressbewältigungsseminar" für seine Mitarbeiter und die Überarbeitung der Speisekarte in der Betriebskantine (Ernährungsmanagement).

3.3 Diskussion

Werden die Mindeststandards mit etwas Abstand betrachtet, erschließt sich das ein "Hauptscheiterungsgrund" auf jeder Ebenen eine mangelnde Kommunikation ist. Im Laufe dieser Arbeit wurde mehrfach festgestellt, dass jegliche Maßnahme nur erfolgreich sein kann, wenn sie ausreichend kommuniziert wird.

Dies startet schon bei dem ersten geforderten "Mindeststandard", der Formulierung einer klaren, inhaltlichen Zielsetzung. Werden die Ziele uneindeutig formuliert, kommt es zu Verwirrung und Unklarheiten. Die eigentlichen Ideen können nur schlecht umgesetzt werden und es wird an Akzeptanz fehlen. Demzufolge müssen auch die schriftlichen Vereinbarungen klar und deutlich formuliert werden.

Mit der Gründung eines Lenkungsausschusses und der Festlegung personeller Verantwortlichkeiten kann das System Betriebliche Gesundheitsförderung gestärkt werden. Es sei nochmals nachdrücklich darauf hingewiesen, dass deutlich gemacht werden muss, wer welche Position mit welcher Zuständigkeit hat. Dadurch können Aufgaben klar verteilt werden und alle Akteure wissen um den passenden Ansprechpartner.

Werden von der Unternehmensführung zu wenig Ressourcen zur Verfügung gestellt, sei es finanzielle, technische oder räumliche, kann das "Projekt Betriebliche Gesundheitsförderung" zum Scheitern verurteilt sein. Zum einen, weil zu wenig Kapital für beispielsweise externe Berater oder Trainer zur Verfügung steht (und auf Grund dessen keine Seminare und Workshops zur Stärkung des Gesundheitsbewusstseins gehalten werden können) oder aber es gibt keine passenden Räume. Dies untergräbt die angestrebte Akzeptanz bei den Mitarbeitern. Diese können das Gefühl haben, dass die Unternehmensführung nicht voll und ganz hinter der Gesundheitsförderung steht.

Findet kein internes Marketing statt, können die Angestellten nicht um die Angebote, welche der "Gesundheitszirkel" entwickelt hat, wissen. Zusätzlich dazu fällt damit ein wichtiger "Kommunikationspunkt" weg. Im internen Marketing sollen später auch die Daten, welch ein der betrieblichen Gesundheitsberichterstattung gewonnen worden sind, anonymisiert veröffentlicht werden. So können alle Mitarbeitenden am Fortschritt teilhaben. Es sei nochmals darauf hingewiesen, sich immer mehrere Kanäle zu bedienen, damit alle Angestellten erreicht werden (Infobroschüren, Mails, Aushänge, etc.).

Durch die Durchführung der vier Kernprozesse wird ein Lernzyklus aufgebaut. Fällt ein Punkt in diesem Prozess weg, kann es auch keine weitere Verbesserung in der betrieblichen Gesundheitsförderung des Unternehmens geben.

Abschließend soll darauf hingewiesen, die Mitarbeiter unbedingt mit in den Prozess einzubeziehen. Geschieht dies nicht, kann der "Gesundheitszirkel" viele Maßnahmen planen, diese werden allerdings nicht angenommen werden. Der Lenkungsausschuss plant demzufolge an den Angestellten "vorbei". Zielführend sind:" (...) einfach verständliche, umsetzbare und ressourcenschonende BGF-Konzepte." (Atzler 2008,

S.223) Diese Konzepte sollen immer Mitarbeiternah konzipiert, entwickelt und umgesetzt werden um größtmöglichen Erfolg zu bringen. Die Betriebliche Gesundheitsförderung der Firma „MeyerSchmidt" kann nur durch beständigen Informationsaustausch und einer aktiven Kommunikation aller Beteiligten erfolgreich werden.

4 Literatur- und Quellenangaben

Atzler,B., 2008, Kritische Aspekte in der Praxis der betrieblichen Gesundheitsförderung, In: Gesundheitsförderung stärken, Kritische Aspekte und Lösungsansätze, Spicker, I., Sprengseis, G. (Hrsg.), Wien

Badura, B., Walter, U., Hehlmann, T., 2010, Betriebliche Gesundheitspolitik, Der Weg zur gesunden Organisation, 2. Auflage, Berlin

Blume, A., 2010, Arbeitsrechtliche und arbeitswissenschaftliche Grundlagen, In: Betriebliche Gesundheitspolitik, Der Weg zur gesunden Organisation, 2. Auflage, Berlin

Borgetto, B., 2010, Soziale Beziehungen und Gesundheit, In: Betriebliche Gesundheitspolitik, Der Weg zur gesunden Organisation, 2. Auflage, Berlin

Budde, C., 2010, Interne Kommunikation, In: Betriebliche Gesundheitspolitik, Der Weg zur gesunden Organisation, 2. Auflage, Berlin

Bungart, J., 2010, Von zunehmender Bedeutung: Unterstützung bei psychischen Erkrankungen im Betrieb, In: Lehrbuch Betriebliche Gesundheitsförderung, Faller, G. (Hrsg.), Bern

Faller, G., 2010, Lehrbuch Betriebliche Gesundheitsförderung, Bern

Faller, G., Faber U., 2010, Hat BGF eine rechtliche Grundlage? Gesetzliche Anknüpfungspunkte für die Betriebliche Gesundheitsförderung, In: Lehrbuch Betriebliche Gesundheitsförderung, Bern

Friczewski, F., 2010, Partizipation im Betrieb: Gesundheitszirkel & Co, In: Lehrbuch Betriebliche Gesundheitsförderung, Faller, G. (Hrsg.), Bern

Fuchs, M., 2010, Sozialkapital: nicht nur produktiv sondern auch gesund!, In: Lehrbuch Betriebliche Gesundheitsförderung, Faller, G. (Hrsg.), Bern

Fürstenberg, F., 1996, Gesundheitsförderung im Betrieb: Sozialwissenschaftliche Perspektiven, In: Gesundheitsförderung im Betrieb, Schriftenreihe der Bundesanstalt für Arbeitsschutz, Dortmund

Goldgruber, J., 2012, Organisationsvielfalt und betriebliche Gesundheitsförderung, Wiesbaden

Hesse, G., 2010, Betriebliche Gesundheitsberichterstattung, In: Betriebliche Gesundheitspolitik, Der Weg zur gesunden Organisation, 2. Auflage, Berlin

Hoff, A., 2004, Wie betriebliche Arbeitszeitgestaltung zum betrieblichen Gesundheitsmanagement beitragen kann, In: Gesundheitsmanagement im Unternehmen, Konzepte Praxis Perspektiven, Meiffert, M., Kesting, M. (Hrsg.), Berlin

Künkel, P., Gerlach, S., Frieg, V., 2016, Stakeholder-Dialoge erfolgreich gestalten-Kernkompetenzen für erfolgreiche Konsultations- und Kooperationsprozesse, Springer Gabler, Wiesbaden

Lenhardt, U., 2010, Akteure der Betrieblichen Gesundheitsförderung: Interessenlagen-Handlungsbedingungen- Sichtweisen, In: Lehrbuch Betriebliche Gesundheitsförderung, Faller, G. (Hrsg.), Bern

Meyer, L., Krauß, M., Krick, M., 2014, Unterforderung am Arbeitsplatz: Das Verhältnis zwischen Führungskraft und Mitarbeiter, Tagungsband: 15. Nachwuchswissenschaftlerkonferenz ost- und mitteldeutscher Fachhochschulen, Magdeburg

Peipe, S., 2022, Crashkurs Projektmanagement, Grundlagen für alle Projektphasen, 9. Auflage, Freiburg

Sander, J., 2021, Stressmanagement mithilfe des Gruppenkonzepts in Unternehmen, München

Seel, H., 2010, Fernab von Fehlzeitengesprächen: betriebliches Eingliederungsmanagement als Chance und Herausforderung, In: Lehrbuch Betriebliche Gesundheitsförderung, Faller, G. (Hrsg.), Bern

Tiemeyer, E., 2005, Projektumfeldanalyse- Stakeholdermanagement, In: Projektmanagement, Handbuch für die Praxis, Konzepte- Instrumente- Umsetzung, Litke, H.- D. (Hrsg.), München

Walter, U., 2003, Vorgehensweisen und Erfolgsfaktoren, In: Betriebliche Gesundheitspolitik, Der Weg zur gesunden Organisation, 1. Auflage, Berlin

Walter, U., 2010, Standards des Betrieblichen Gesundheitsmanagements, In: Betriebliche Gesundheitspolitik, Der Weg zur gesunden Organisation, 2. Auflage, Berlin

Wienemann, E. 2012, Betriebliches Gesundheitsmanagement, In: Gesundheits- und Sozialmanagement, Leitbegriffe und Grundlagen modernen Managements, Hensen, G., Hensen, P. (Hrsg.), Stuttgart

Internetquellen

Arbeitsunfall – BGHW

BAuA - SARS-CoV-2 FAQ und weitere Informationen - Wie lange dürfen FFP2/FFP3-Masken ohne Unterbrechung getragen werden? Wie lange muss die Erholungsdauer nach dem Tragen sein? - Bundesanstalt für Arbeitsschutz und Arbeitsmedizin

BEM | Betriebliches Eingliederungsmanagement (BEM) | Deutsche Rentenversicherung (deutsche-rentenversicherung.de)

BMAS - Was sind Arbeitsunfälle?

Boreout - Wenn Langeweile zur Belastung wird | Die Techniker - Firmenkunden (tk.de)

Fleig, J., 2022, Was sind Stakeholder und was bedeutet der Stakeholder-Ansatz? (business-wissen.de)

Hartung, S., Faller, G., Rosenbrock, R., 2021, Betriebliche Gesundheitsförderung, BZgA-Leitbegriffe: Betriebliche Gesundheitsförderung

Leitfaden Prävention, Leitfaden Prävention - GKV-Spitzenverband

Stufenweise Wiedereingliederung (vdek.com)

Wohltmann, H.-W., Böcking, H.-J., Oser, P., Pfitzer, N., Kapital • Definition | Gabler Wirtschaftslexikon

§ 2 ArbSchG - Einzelnorm (gesetze-im-internet.de)

5 Abbildungsverzeichnis

[Die Abbildung 3 ist aus urheberrechtlichen Gründen nicht im Lieferumfang enthalten.]

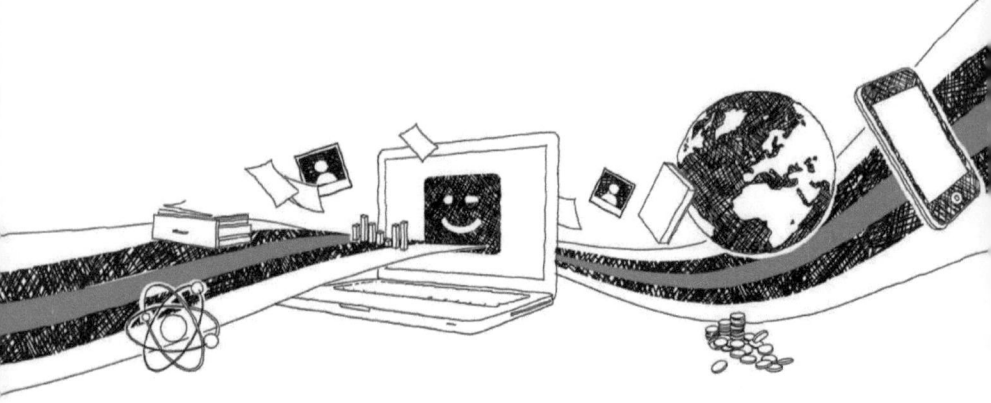
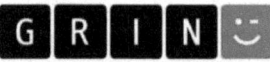